Rini Kusumawar Dhany

Eficácia do tampão punctal Colagen no tratamento da síndrome do olho seco

Rini Kusumawar Dhany

Eficácia do tampão punctal Colagen no tratamento da síndrome do olho seco

ScienciaScripts

Imprint

Any brand names and product names mentioned in this book are subject to trademark, brand or patent protection and are trademarks or registered trademarks of their respective holders. The use of brand names, product names, common names, trade names, product descriptions etc. even without a particular marking in this work is in no way to be construed to mean that such names may be regarded as unrestricted in respect of trademark and brand protection legislation and could thus be used by anyone.

Cover image: www.ingimage.com

This book is a translation from the original published under ISBN 978-620-2-31883-9.

Publisher:
Sciencia Scripts
is a trademark of
Dodo Books Indian Ocean Ltd. and OmniScriptum S.R.L publishing group

120 High Road, East Finchley, London, N2 9ED, United Kingdom
Str. Armeneasca 28/1, office 1, Chisinau MD-2012, Republic of Moldova, Europe
Printed at: see last page
ISBN: 978-620-8-10877-9

ÍNDICE DE CONTEÚDOS

RESUMO

Comparar a eficácia do tampão punctal de colagénio e da fluorometolona 0,1% em doentes com síndrome do olho seco de grau 2.

Quase experimental com desenho de grupo de controlo pré-teste-pós-teste. Técnica de amostragem consecutiva com critérios de inclusão: idade superior a 21 anos, doentes com olho seco de grau 2 em ambos os olhos, consentimento informado. Todos os doentes foram submetidos a inserção de tampão punctal inferior no olho direito e a gota de fluorometolona a 0,1% no olho direito.

Dos 60 olhos de 30 doentes com síndroma do olho seco que cumpriam os critérios de inclusão, 4 doentes abandonaram o estudo. Trata-se de 2 doentes que faltaram ao exame de 1st e 7th dias, 1 doente utilizou fluorometolona 0,1% em ambos os olhos e 1 doente tinha hipersensibilidade ao tampão de colagénio. A amostra total foi de 52 olhos de 26 pacientes.

Em cada um dos grupos do tampão punctal e da fluorometolona, houve diferenças nas queixas subjectivas com base na pontuação do questionário OSDI no dia -1 e no dia-7 após a terapia, mas a análise estatística mostrou que não havia diferenças entre os dois grupos. Não se registaram diferenças no exame da camada lacrimal (teste de Schirmer 1, TBUT e coloração de Rosa Bengala) entre os dois grupos. Em ambos os grupos, houve uma diferença no exame da camada lacrimal (teste de Schirmer 1, TBUT e coloração de Rosa Bengala) no dia 1 após a terapia.

Palavra-chave : Síndroma do olho seco, tampão punctal, fluorometolona 0,1%

ANTECEDENTES

Com base nos maiores dados de investigação sobre a síndrome do olho seco, o Women's Health Study (WHS) e o Physicians Health Study (PHS), estima-se que 3,23 milhões de mulheres e 1,68 milhões de homens, num total de 4,91 milhões de americanos com 50 anos de idade, sofriam de síndrome do olho seco.[1] Um estudo efectuado em Riau, Sumatra, em 2001, revelou que havia 27,5% de doentes com SF entre 1058 pessoas com mais de 21 anos.[2] No Departamento de Oftalmologia do Dr. Soetomo General Hospital Surabaya, registaram-se 170 novos casos de SF (síndrome do olho seco) em 2009, num total de 2906 doentes com SF.[3]

A síndrome do olho seco é uma doença multifatorial. O tratamento médico ou invasivo pode ser efectuado dependendo da gravidade da síndrome do olho seco. A terapia padrão para a síndrome do olho seco é a administração de lágrimas artificiais sob a forma de gotas, géis e pomadas. No entanto, se não houver melhoria dos sintomas e das condições clínicas, deve ser considerado um dispositivo minimamente invasivo, como a oclusão do puntum utilizando um tampão punctal. Foram realizados vários estudos sobre o tratamento da síndrome do olho seco com a oclusão do puntum utilizando um tampão punctal. Em 1995, Pearce comparou a utilização de tampões de colagénio no punctum superior e inferior com placebo no olho adjacente. Este estudo não obteve resultados estatisticamente significativos. Em 2003, Tsifetaki comparou o tampão de colagénio com pilocarpina oral em doentes com Síndrome de Sjogren e o estudo não revelou diferenças significativas no exame de Schirmer. Farrel comparou a colocação de tampões de colagénio no punctum inferior com a colocação de tampões no punctum superior e inferior do olho contralateral. Esta investigação, realizada em 2003, utilizou a pontuação do questionário McNonnies e não apresentou resultados significativos. O estudo de Nava-Castaneda de 2003, que comparou a utilização de tampões de silicone e colagénio com a utilização de placebo após 2 semanas, encontrou uma diferença significativa nas pontuações do questionário e uma diminuição na frequência da utilização de lágrimas artificiais. Mufat Dogru et al publicaram uma revista intitulada "Changing Trends in the Definition and Diagnosis of Dry Eyes" em 2005.[4] Concluíram que as novas tecnologias de diagnóstico do olho seco, como a osmolaridade da lágrima ou biomarcadores como moléculas de adesão, marcadores de inflamação, citocinas, citoqueratinas ou aquaporinas, representam avanços recentes nos últimos anos. Stephen C Plugfelder et al salientaram a terapia anti-inflamatória da síndrome do olho seco.[5]

A investigação sobre a eficácia da terapia de oclusão do punctum utilizando tampões na Indonésia não se desenvolveu. Por conseguinte, os autores estão interessados na investigação da eficácia do tampão punctal na síndrome do olho seco. Os investigadores esperam melhorias e efeitos secundários mínimos com a utilização do tampão punctal, para que este possa ser uma das opções de tratamento da síndrome do olho seco na Indonésia.

OBJECTIVOS E METAS DO ESTUDO

- Descrever o efeito da terapia com tampão punctal de colagénio nas queixas subjectivas em doentes com síndrome do olho seco de grau 2 nos dias 1 e 7.

- Descrever o efeito do colírio de fluorometolona 0,1% nas queixas subjectivas em doentes com síndrome do olho seco de grau 2 nos dias 1 e 7.

- Descrever o efeito da terapia com tampão punctal de colagénio no exame da película lacrimal (teste de Schirmer 1, teste do tempo de separação da lágrima e teste de coloração de Rosa Bengala) em doentes com síndrome do olho seco de grau 2 nos dias 1 e 7.

- Descrever o efeito do colírio de fluorometolona 0,1% no exame da lágrima (teste de Schirmer 1, teste do tempo de separação da lágrima e teste de coloração com Rosa de Bengala) em doentes com síndrome do olho seco de grau 2 nos dias 1 e 7.

- Analisar a eficácia da oclusão do púlpito com colagénio do tampão punctal como terapia para pacientes com síndrome do olho seco de grau 2.

- Os resultados deste estudo podem ser utilizados em doentes com síndroma do olho seco que não tenham registado melhorias após a terapia médica.

- Conhecimentos básicos para o tratamento da síndrome do olho seco utilizando um método de oclusão da punção lacrimal antes de uma oclusão permanente do púlpito.

- Os resultados deste estudo podem ser utilizados como material de informação e dados de apoio para outras actividades de investigação sobre a terapia da síndrome do olho seco.

- Melhorar a satisfação do doente e evitar uma diminuição da qualidade de vida devido a queixas de síndrome do olho seco.

CAPÍTULO 1

INTRODUÇÃO

A película lacrimal é formada e mantida pelo pestanejar. Quando o olho se fecha durante um pestanejo, a camada lipídica é comprimida entre as margens das pálpebras. A mucina, contaminada pelos lípidos provenientes da rutura da película lacrimal, é deslocada para os fórnices superior e inferior, de onde é excretada pelo canal lacrimal. É substituída por uma nova camada, que é criada pela pressão das pálpebras contra a superfície do olho. Quando o olho se abre, uma nova camada aquosa espalha-se pela superfície epitelial, agora hidrofílica. À medida que se forma, o lípido, que foi espremido numa camada espessa durante o fecho da pálpebra, espalha-se, produzindo uma nova monocamada através do aquoso para reduzir a evaporação da lágrima. Funcionalmente, os três principais componentes da película lacrimal trabalham em conjunto para manter a sua forma global. As suas funções e origens estão resumidas na Tabela 1. As camadas lipídica e mucosa têm a maior influência na qualidade da película lacrimal, enquanto a camada aquosa fornece a quantidade de lágrimas necessárias. Tanto a qualidade como a quantidade de lágrimas são importantes para manter a hidratação global e a hidratação da superfície do olho.[7]

Tabela 1. Componentes principais da película lacrimal. (King-Smith PK et al)

Major components and functions of tear film layers			
STRUCTURE	ORIGIN	MAJOR COMPONENTS	FUNCTIONS
Lipid layer	Meibomian glands	Cholesterol esters Ester waxes	Avoids evaporation Provides optically smooth surface
Aqueous layer	Lacrimal glands	Water Protein Salts	Bacteriostasis Debris flushing Maintenance of epithelial hydration
Mucus layer	Conjunctival goblet cells Glands of Moll and Krasse	Glycoprotein	Renders epithelial surface hydrophilic for aqueous to wet

A nova película lacrimal é uma estrutura relativamente instável. Apesar da presença da camada lipídica, existe ainda alguma evaporação da lágrima que reduz a sua espessura. À medida que isto ocorre, os lípidos começam a ser utilizados em direção ao muco. O muco, agora contaminado pelo lípido, começa a perder a sua hidrofilicidade e a película lacrimal começa a romper-se, dando origem a ilhas isoladas de rutura lacrimal. Este é o estímulo para o pestanejo e o ciclo se repete. A definição de síndrome do olho seco, de acordo com o International Dry Eye Workshop (DEWS) em 2007, é uma anormalidade multifatorial das lágrimas e da superfície do olho que causa sintomas de desconforto ocular, perturbações visuais e instabilidade da película lacrimal e é acompanhada por um aumento da osmolaridade da lágrima e inflamação da superfície ocular. As queixas subjectivas são secura do globo ocular, dor, brilho, sensação de corpo estranho, ardor, olhos cansados, olhos desfocados que desaparecem ao pestanejar, olhos vermelhos lacrimejantes, pestanejar frequente. O diagnóstico da síndrome do olho seco baseia-se nos sintomas subjectivos do doente e no exame da película lacrimal.[7] A película lacrimal do olho normal tem muitas funções:

(1) componente importante do sistema ótico do olho, onde a camada lacrimal, juntamente com a superfície anterior da córnea, forma aproximadamente 80% da força refractiva.

(2) manter uma sensação de conforto na superfície do globo ocular, proporcionando continuamente uma lubrificação na superfície do globo ocular

(3) protege a superfície do globo ocular como a superfície mucosa do corpo

(4) fornecem micronutrientes, factores de crescimento, electrólitos e oxigénio ao epitélio da córnea.

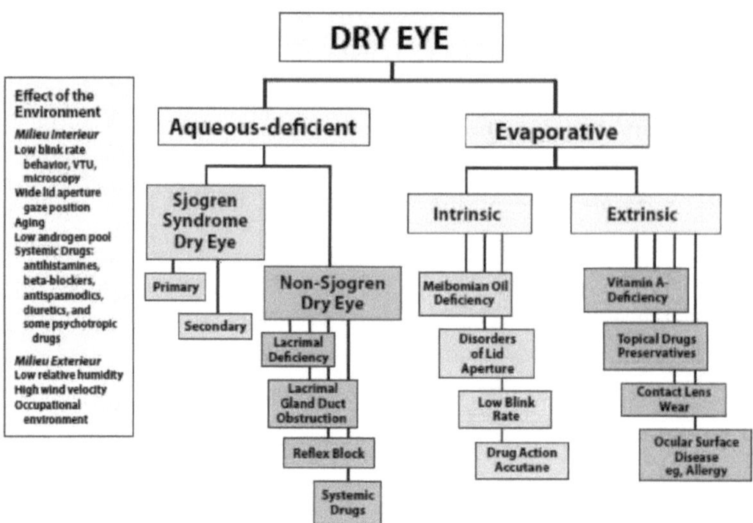

Figura 1. Classificação da Síndrome do Olho Seco com base no International Dry Eye Workshop (DEWS) (MA Lemp et al, 2007)

A classificação da síndrome do olho seco na figura 1 mostra os factores ambientais da SF. O termo ambiente inclui o indivíduo (meio interno) e as condições externas (meio externo). Estes factores ambientais podem afetar o aparecimento e o tipo de síndrome do olho seco. A síndrome do olho seco divide-se em deficiência lacrimal aquosa (DLA) e distúrbio lacrimal evaporativo (DLE). A deficiência de lágrimas aquosas divide-se em dois grupos principais, a síndrome de Sjogren e a síndrome não-Sjogren. O olho seco evaporativo pode ser intrínseco quando existe uma influência direta na regulação da camada lacrimal evaporativa, por exemplo, deficiência de gordura na glândula de Meibom, anomalias palpebrais, diminuição dos reflexos de pestanejo e efeitos secundários de medicamentos como os retinóides sistémicos.[8]

Etiologias de factores extrínsecos causadas por perturbações da mucina. A função das células caliciformes é segregar mucina. A mucina é perturbada por traumatismos químicos, térmicos e mecânicos da superfície do globo ocular, infecções como o tracoma e inflamação. Outra etiologia da SF é a anormalidade neural, que inclui pós-herpes zoster oftálmico e herpes simples, anestesia geral, elevada evaporação na superfície do globo ocular, deficiência de vitamina A, efeito tóxico de medicamentos tópicos, tais como conservantes, anestesia e medicamentos tópicos betabloqueadores, desordem congénita do nervo trigémeo, utilização de lentes de contacto, diabetes mellitus, infecções e inflamações da córnea, traumatismos da órbita e do sistema nervoso central, intervenções cirúrgicas que envolvam a córnea, como a esclerectomia, a ceratoplastia penetrante, a ceratectomia fotorrefractiva, a ceratomileusis assistida por laser intra-estromal (LASIK) e a extração de cataratas.[8,9] As perturbações dos nervos eferentes podem levar a uma diminuição da secreção e do reflexo de pestanejar. Excreção prejudicada causada por anomalias das pálpebras, por exemplo, ectrópio, lagoftalmo, exoftalmia, distiquíase, traumatismo, inflamação, degeneração, medicamentos diuréticos, anticolinérgicos, anti-hipertensores, anti-histamínicos, antidepressivos, antiarrítmicos, antiparkinsónicos, antiespasmódicos, antieméticos (metoclopramida), anti-espasmos musculares (ciclobenzaprina, metocarbamol) e descongestionantes (efedrina, pseudoefedrina); e a paralisia de Bell.[7] O sistema hormonal também afecta a unidade funcional lacrimal. As hormonas androgénicas afectam a secreção da glândula lacrimal, controlam a função da glândula de Meibom e a produção de lípidos. O papel do estrogénio diretamente na película lacrimal ainda está em debate. Outras hormonas que se pensa influenciarem a camada lacrimal são a prolactina, a progesterona, a tiroxina, a insulina, o glucagon e os glucocorticóides.[9]

A inflamação da superfície ocular pode ser a causa ou o efeito de danos nas células da superfície ocular. As citocinas segregadas pelas células epiteliais danificadas, os linfócitos e os leucócitos que extravasam dos vasos sanguíneos conjuntivais agravam a inflamação que ocorre. A inflamação da superfície ocular pode causar metaplasia escamosa, perda de glicocálix e de células caliciformes, o que acabará por provocar uma diminuição da molhabilidade da superfície ocular e da estabilidade da camada lacrimal. As condições ambientais como o vento, o ar seco, as temperaturas quentes, a baixa humidade, a poluição do ar ou o trabalho com um monitor de computador também podem aumentar a disfunção da camada lacrimal. Os medicamentos tópicos com ingredientes conservantes, especialmente o cloreto de benzalcónio, têm um efeito tóxico na superfície do globo ocular. Este material actua como um detergente, decompondo os lípidos da camada lacrimal, aumentando assim a permeabilidade epitelial. O uso crónico pode causar inflamação conjuntival e danos nas células da mucosa.[9,10]

Tabela 2. Classificação da gravidade da Síndrome do Olho Seco. (Lemp MA et al, 2007)

Dry Eye Severity Level	1	2	3	4*
Discomfort, severity & frequency	Mild and/or episodic; occurs under environmental stress	Moderate episodic or chronic, stress or no stress	Severe frequent or constant without stress	Severe and/or disabling and constant
Visual symptoms	None or episodic mild fatigue	Annoying and/or activity-limiting episodic	Annoying, chronic and/or constant, limiting activity	Constant and/or possibly disabling
Conjunctival injection	None to mild	None to mild	+/−	+/++
Conjunctival staining	None to mild	Variable	Moderate to marked	Marked
Corneal staining (severity/location)	None to mild	Variable	Marked central	Severe punctate erosions
Corneal/tear signs	None to mild	Mild debris, ↓ meniscus	Filamentary keratitis, mucus clumping, ↑ tear debris	Filamentary keratitis, mucus clumping, ↑ tear debris, ulceration
Lid/meibomian glands	MGD variably present	MGD variably present	Frequent	Trichiasis, keratinization, symblepharon
TFBUT (sec)	Variable	≤ 10	≤ 5	Immediate
Schirmer score (mm/5 min)	Variable	≤ 10	≤ 5	≤ 2

*Must have signs AND symptoms. TBUT: fluorescein tear break-up time. MGD: meibomian gland disease

A classificação da Síndrome do Olho Seco com base na gravidade consiste em quatro grupos na tabela 2. The classification is subjectively based on the level and frequency of discomfort, vision complaints, objectively on examination of conjunctival hyperemia, conjunctival staining, corneal staining (degree and location), corneal abnormalities (filamentous keratitis, muco aglomerado, úlcera da córnea), anomalias da lágrima (diminuição das lágrimas do menisco, aumento dos resíduos da lágrima), anomalias da pálpebra (triquíase, simblefaron), perturbação da glândula meibomiana (MGD) e resultados das medições do TBUT e do teste de Schirmer. A síndrome do olho seco é classificada como grau 4 quando se obtêm todos os sintomas e exame clínico.[1] Sintomas subjectivos da síndrome do olho seco

Para descobrir qualitativamente os sintomas subjectivos sentidos pelos doentes com síndrome do olho seco, pode ser feito através do preenchimento de um questionário. Os questionários foram realizados em investigação clínica para selecionar doentes incluídos na síndrome do olho seco ou em utilização clínica para avaliar o efeito da terapia ou classificar os doentes com base na gravidade da doença.[7] Existem vários questionários sobre a síndrome do olho seco que vão desde os que contêm 6 perguntas básicas, como o Questionário Bandeen-Roche na tabela 4, até aos que contêm perguntas complexas e pormenorizadas, como o Questionário Lacrimedics na tabela 3.[11]

Tabela 3. Questionário Lacrimédico (Patel S, KJ Blades, 2003)

SYMPTOMS CHECKLIST

Print Name (Last) ________________ (First) ________________ Date: ________________

Address: ____ Age: ________________

____ Sex M/F ________________

Daytime Phone: (________) Occupation: ________________________________

What brings you to our office today? ____

CHECK THE SYMPTOMS YOU EXPERIENCE

	Left Eye	Right Eye	How Long		
Redness				Sinus congestion	
Dry eye feeling				Congestion	
Mucus or discharge				Post-nasal drip	
Sandy or gritty feeling				Cough–chronic	
Itching				Bronchitis chronic	
Burning				Head allergy symptoms	
Foreign body sensation				Seasonal allergies	
Constant tearing				Hay fever symptoms	
Occasional tearing				Cold symptoms	
Watery eyes				Middle ear congestion	
Light sensitivity					
Eye pain or soreness				Dry throat, mouth	
Chronic infection of eye or lid					
Sties, chalazion				Asthma symptoms	
Fluctuating visual acuity				Arthritis	
'Tired' eyes				Joint pain	
Contact lens discomfort					
Contact lens solution sensitivity					
Additional comments					

	YES	
Do you use lubricating eye drops?		What name brand?
Do you wear contact lens?		How long have you had them?
Are they comfortable?		Have you tried to wear them before and quit? Yes/No

Do you wear glasses?		How long have you had them?
Have you ever had an eye injury?		Please describe:
Have you ever had eye surgery?		Please describe:
Are you allergic to anything?		Please list:
Do you take any medications?		List name and reason:

Are your eyes overly sensitive to (please circle): heaters, blowers, air conditioning, cigarette smoke, smog, pressurized airplane cabins, dust, pollen, video display terminal, sunshine, wind, contact lens wear?

Have you or a blood relative ever had: glaucoma, tuberculosis, lupus, gout, high blood pressure, cataracts, arthritis, diabetes, rheumatoid, thyroid disorder, heart disease, Sjögren's syndrome?

Patient's signature: ________________________________

Doctor's signature: ________________________________

Tabela 4. Questionário Bandeen-Roche. (Bandeen-Roche et al,1997)

Bandeen-Roche et al., 1997
1. Do your eyes ever feel dry?
2. Do you ever feel a gritty or sandy sensation in your eye?
3. Do your eyes ever have a burning sensation?
4. Are your eyes ever red?
5. Do you notice much crusting on your lashes?
6. Do your eyes ever get stuck shut in the morning?
     Allowable responses: never, rarely, sometimes, often or all the time.

Na reunião do International Dry Eye Workshop (DEWS) em Porto Rico, em 2004, havia 14 questionários sobre a síndrome do olho seco que cumpriam os critérios. Estes critérios incluem questionários que foram utilizados em RCTs (Ensaios Clínicos Aleatórios), foram testados e utilizados em estudos epidemiológicos, têm testes psicométricos e são adequados para utilização na população em geral da síndrome do olho seco não específica da doença. Alguns exemplos destes questionários são o McMonnies Dry Eye History Questionnaire, o Canada Dry Eye Epidemiology Study (CANDEES) e o Ocular Surface Disease Index (OSDI).[7]

Tabela 5. Questionário do Índice de Doenças da Superfície Ocular (OSDI). (Patel S, Blades KJ, 2003)

Ocular Surface Disease Index® (OSDI®)[2]

Ask your patients the following 12 questions, and circle the number in the box that best represents each answer. Then, fill in boxes A, B, C, D, and E according to the instructions beside each.

Have you experienced any of the following *during the last week*?	All of the time	Most of the time	Half of the time	Some of the time	None of the time
1. Eyes that are sensitive to light? ..	4	3	2	1	0
2. Eyes that feel gritty?	4	3	2	1	0
3. Painful or sore eyes?	4	3	2	1	0
4. Blurred vision?	4	3	2	1	0
5. Poor vision?	4	3	2	1	0

Subtotal score for answers 1 to 5   (A)

Have problems with your eyes limited you in performing any of the following *during the last week*?	All of the time	Most of the time	Half of the time	Some of the time	None of the time	N/A
6. Reading?	4	3	2	1	0	N/A
7. Driving at night?	4	3	2	1	0	N/A
8. Working with a computer or bank machine (ATM)?	4	3	2	1	0	N/A
9. Watching TV?	4	3	2	1	0	N/A

Subtotal score for answers 6 to 9   (B)

Have your eyes felt uncomfortable in any of the following situations during the last week?	All of the time	Most of the time	Half of the time	Some of the time	None of the time	N/A
10. Windy conditions?.............	4	3	2	1	0	N/A
11. Places or areas with low humidity (very dry)?	4	3	2	1	0	N/A
12. Areas that are air conditioned?...	4	3	2	1	0	N/A

Subtotal score for answers 10 to 12 (C)

Add subtotals A, B, and C to obtain D
(D = sum of scores for all questions answered) (D)

Total number of questions answered
(do not include questions answered N/A) (E)

Please turn over the questionnaire to calculate the patient's final OSDI° score.

Tabela 6. Índice de Doença da Superfície Ocular (OSDI) (Patel S, Blades KJ, 2003)

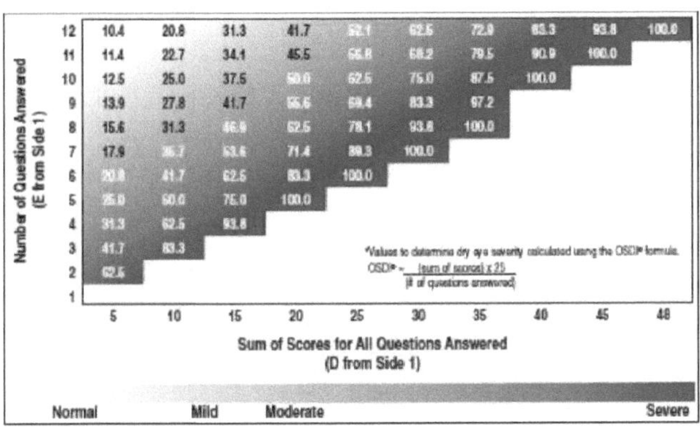

Um exemplo de um questionário é o Índice de Doença da Superfície Ocular (OSDI) na tabela 5. O OSDI é um questionário válido e fiável para avaliar a Síndrome do Olho Seco (normal, ligeiro, moderado e grave) e os efeitos vocacionais na função visual. Foi pedido ao doente que preenchesse um questionário composto por 12 perguntas. A pontuação do OSDI varia entre 0 e 100, sendo que quanto mais elevada for a pontuação, mais grave é a queixa. O método de cálculo da pontuação do questionário consiste em somar cada pontuação global (D) e compará-la com o número de perguntas respondidas pelo doente (E), de acordo com a tabela 5, ou pode ser calculado com a fórmula OSDI. Para determinar o grau vocacional, após a obtenção de uma pontuação, esta é comparada com a gradação vermelha na parte inferior da tabela 6.[11,12]

Exame da película lacrimal

As lágrimas têm muitos componentes e funções, pelo que existem vários tipos de avaliações clínicas disponíveis para determinar as anomalias da camada lacrimal, desde exames simples a exames sofisticados, que são não invasivos e minimamente invasivos. Estes exames são frequentemente utilizados para diagnosticar a doença do olho seco e também para avaliar os resultados terapêuticos em estudos observacionais e experimentais.[14,15] Exemplos de testes simples como o teste de Schirmer I, o rosa bengala ou o verde de lissamina e a avaliação da altura do menisco lacrimal para examinar a produção de lágrima. Outro teste para avaliar a produção de lágrimas, mas que raramente é efectuado, é o teste de depuração da fluoresceína e a osmolaridade da lágrima.[11,12] Teste de Schirmer

O teste de Schirmer é um teste importante para avaliar a produção de lágrimas e existem três tipos de teste de Schirmer. O teste de Schirmer I para avaliar o componente basal e os componentes reflexos com estimulação da conjuntiva. O teste de Schirmer II, que avalia o componente basal e o componente reflexo máximo, utilizando a ponta de algodão do aplicador para estimular a mucosa nasal, de modo a que os reflexos obtidos sejam provenientes da estimulação conjuntival mais a mucosa nasal. Este teste é muito incómodo para o doente. O terceiro teste de Schirmer, para avaliar a secreção basal, é idêntico ao teste de Schirmer I, com aplicação prévia de anestesia tópica. A interpretação deste teste no teste de Schirmer I é considerada anormal se for inferior a 10 mm, o teste de Schirmer II é anormal se for inferior a 15 mm e o teste da secreção basal é anormal se for inferior a 6 mm.

Avaliação da altura do menisco lacrimal

A inspeção do menisco lacrimal é feita entre o globo ocular e as pálpebras inferiores. Se a altura do menisco for inferior a 0,3 mm, é considerada anormal. Estudo recente que utilizou o meniscómetro de vídeo adquirido pelo menisco, que era significativamente mais pequeno em olhos secos do que em olhos normais, e um menisco mais alto em doentes com olho seco com tampões punctais em comparação com olhos normais, como na Figura 2a e b.[14,15] Avaliação da estabilidade da película lacrimal

Existem várias avaliações da estabilidade da camada lacrimal, como o tempo de rutura (TBUT) para verificar a produção de lípidos e o teste de ferning para verificar a produção de mucina. Um exame mais sofisticado é a interferometria para medir o lípido lacrimal.

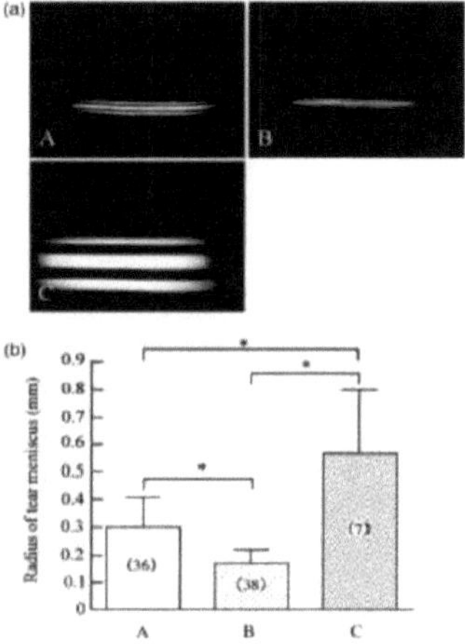

Figura 2. (a) Descrição do meniscómetro vídeo. Olhos normais (A); olhos secos (B); olhos secos com tampões punctiformes (C). (b) Comparação dos dedos do menisco lacrimal entre olhos normais (A), olhos secos (B) e olhos secos com tampões punctiformes (C). O raio do menisco da lágrima no olho seco é menor do que no olho normal, e é maior no olho seco com tampões punctiformes (Yokoi et al., 2004).

Ensaio de tempo de rutura (TBUT)

A medição da estabilidade da camada lacrimal com o teste Tear Break Up Time (TBUT) é a coisa mais importante e mais prática a fazer para o diagnóstico do olho seco. O mecanismo do tempo de rutura da lágrima é o seguinte: após cada pestanejo, a camada pré-corneal fica mais fina devido à evaporação e é atraída para o fórnix. Entretanto, os lípidos superficiais difundem-se através da camada de mucina, convertendo-a numa camada hidrofóbica, seguida da retração da película lacrimal da área contaminada, formando uma mancha seca. O adelgaçamento do filme lacrimal pré-corneano entre os pestanejos e a rutura do filme lacrimal pode ser logicamente analisado em contribuições de três componentes: evaporação, fluxo para a córnea e fluxo tangencial ao longo da superfície da córnea. Enquanto o fluxo tangencial divergente contribui para certos tipos de rutura, tem sido argumentado que a evaporação é a principal causa do afinamento e rutura da lágrima. Porque a evaporação é controlada pela camada lipídica da película lacrimal (TFLL).[7] O teste TBUT é efectuado colocando a tira de fluoresceína embebida em soro fisiológico, pede-se ao doente que pestaneje e mede-se o intervalo entre o pestanejar e o aparecimento de uma mancha seca ou descontinuidade da camada lacrimal pré-corneal. Os testes devem ser efectuados sem anestesia tópica e sem contenção das pálpebras, uma vez que tal reduz a TBUT lacrimal.[16] O método de medição consiste em gotas oculares de Fluoresceína a 2% ou papel impregnado de Fluoresceína humedecido com soro fisiológico estéril, depois colocado no fórnix inferior. Pediu-se ao doente que pestanejasse várias vezes.

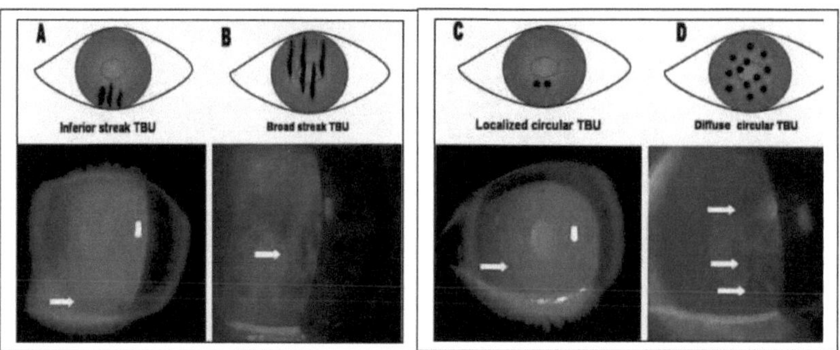

Figura 3. Padrão de rutura da lágrima (A, B). Rutura da lágrima na doença da glândula meibomiana. (CD). Rutura da lágrima na deficiência da camada aquática com epiteliopatias na córnea. (Pflugfelder, 2004)

A camada lacrimal é verificada com uma lâmpada de microscopia biológica de fenda larga e um filtro de cobalto azul. Ao fim de algum tempo, surge uma mancha ou linha preta na camada de cor fluorescente. Isto mostra que existe uma zona seca e o TBUT é o tempo decorrido entre o último pestanejo e o aparecimento da mancha seca pela primeira vez. O TBUT inferior a 10 segundos é considerado anormal, ou seja, em caso de deficiência de mucina e de anomalias das glândulas de Meibom.[17]

Avaliação dos danos na superfície ocular

A avaliação dos danos na superfície do globo ocular pode ser efectuada através da coloração da superfície do globo ocular com fluoresceína e Rosa Bengala ou de um exame citológico de impressão.

Impressão citológica

A citologia de impressão é uma técnica de recolha da camada exterior da superfície ocular que provoca a libertação de células da superfície ocular que são depois processadas com técnicas especiais. Este método sofre várias modificações para poder ser utilizado no exame da síndrome do olho seco, no estadiamento da metaplasia das células escamosas da conjuntiva, no diagnóstico da deficiência de vitamina A, do penfigoide cicatricial ocular, da deficiência de células estaminais do limbo e na identificação de microrganismos na superfície do olho.

A classificação dos resultados da citologia de impressão de acordo com Nelson divide-se em quatro, com base na morfologia conjuntival e na metaplasia escamosa. Os graus 0 e 1 são normais e os graus 2 e 3 são considerados como tendo uma citologia anormal. Exemplos de imagens de citologia de impressão na síndroma do olho seco, como nas figuras 4 e 5.

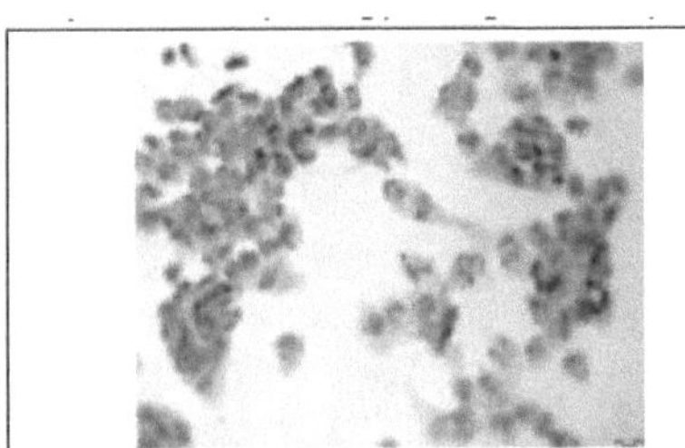

Figure 4. Impression cytology grade 2 based on Nelson classification (40x magnification) on grade III DES patient. (Shrestha E et al, 2011)

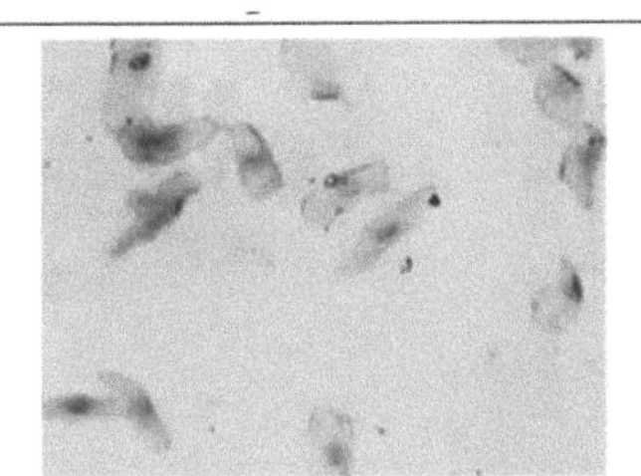

Figure 5. Impression cytology grade 2 based on Nelson classification (40x magnification) on grade IV DES patient. (Shrestha E et al, 2011)

Exame Rosa de Bengala

O teste de coloração com rosa de Bengala colore o epitélio danificado da superfície ocular. O rosa de bengala é tóxico, pelo que provoca dor nos olhos. A rosa penetrante deve ser precedida de anestesia tópica. O rosa bengala está disponível sob a forma de gota (1%) (Rose Bengal, Chauvin Minims) ou de papel de tira de corante pingado no olho e depois observado através de uma lâmpada de fenda biomicroscópica com luz branca. (Figura 6)

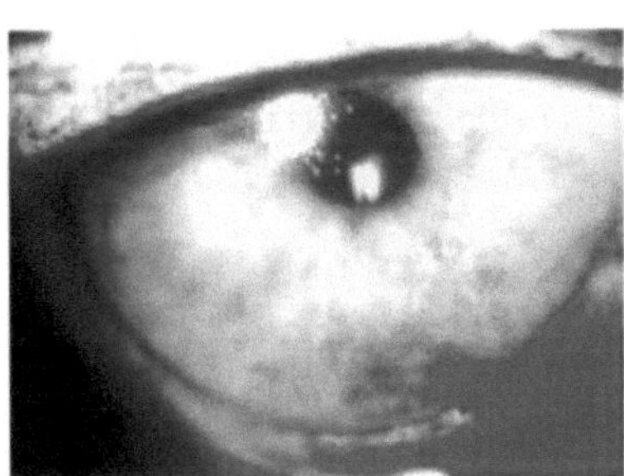

Figura 6. Coloração com Rosa Bengala (Kaercher et al., 2008). Os métodos normalmente utilizados para as gradações de coloração da superfície ocular são os sistemas van Bijsterveld, as diretrizes NEI / Industry Workshop e os esquemas Oxford.

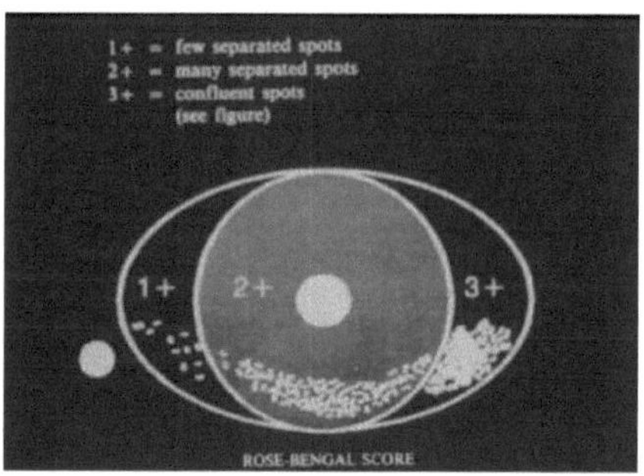

Figura 7. Esquema de Van Bijsterveld. (Lemp MA et al, 2007)

O sistema de pontuação de Van Bijsterveld divide a superfície ocular em três zonas: a conjuntiva do bulbo nasal, a conjuntiva do bulbo temporal e a córnea. Cada zona foi avaliada numa escala de 0 a 3, sendo que 0 indica ausência de coloração e 3 indica coloração acentuada; o valor máximo é 9. De acordo com o esquema de Van Bijsterveld (figura 7), a pontuação 3 corresponde ao diagnóstico de olho seco. Deve notar-se que a coloração rosa acentuada é mais claramente observada acima da conjuntiva bulbosa branca. A gradação da córnea é claramente visível quando o fundo é uma íris azul e é difícil de ver em íris castanho-escuras.[19] 2.5 Gestão da Síndrome do Olho Seco

A gestão da síndrome do olho seco requer abordagens multifactoriais para reduzir os factores desencadeantes, estimular a produção de lágrimas, restaurar a osmolaridade normal da camada lacrimal, manter a estabilidade da camada lacrimal e prevenir o aparecimento de mediadores inflamatórios. O tratamento da síndrome do olho seco pode ser médico ou cirúrgico, com base no nível de gravidade indicado na tabela 7 abaixo.[8]

Tabela 7. Terapia da Síndrome do Olho Seco com base na gravidade. (Lemp MA et al, 2007)

Level 1 :
Education and environmental/dietary modifications
Elimination of offending systemic medications
Artificial tear substitutes, gel/oitments
Eyelid therapy

Level 2 :
If level 1 treatments are inadequate, add :
Anti-inflamatories
Tetracyclines (for meibomianitis, rosacea)
Punctal plugs
Secretagogues
Moisture chamber spectacles

Level 3 :
If level 2 treatments are inadequate, add :
Serum
Contact lenses
Permanent punctal occlusion

Level 4 :
If level 3 treatments are inadequate, add :
Systemic anti-inflamatory agents
Surgery (lid surgery, tarsorraphy; mucus membrane, Salivary gland, amniotic membrane transplantation)

Lágrimas artificiais

Os doentes com deficiência aquática apresentam diminuição do volume lacrimal, aumento da osmolaridade lacrimal, aumento dos níveis de electrólitos lacrimais e diminuição da estabilidade da camada lacrimal. Estas perturbações podem ser tratadas com lágrimas artificiais, secretagogos e oclusão do púlpito. As lágrimas artificiais tópicas são a terapia padrão para a deficiência aquática. Muitos produtos gota a gota utilizam os termos "lágrimas artificiais" ou lágrimas artificiais porque a composição não é a mesma que a composição das lágrimas humanas. A maioria destas lágrimas artificiais funcionam como lubrificantes, embora algumas novas formulações se assemelhem à composição electrolítica das lágrimas humanas, como as Thera Tears. As lágrimas artificiais contêm polímeros que têm viscosidade, tempo de retenção e adesão à superfície ocular. Alguns polímeros de lágrimas artificiais, por exemplo, o ácido hialurónico, têm materiais não newtonianos que se assemelham às lágrimas humanas, que têm uma elevada viscosidade mas produzem um efeito de camada fina durante o pestanejar. Algumas preparações de lágrimas artificiais contêm electrólitos e tampões que visam normalizar a osmolaridade e a acidez da lágrima. Os géis lacrimais que contêm polímeros como o ácido poliacrilato não têm efeito de desfocagem e têm um tempo de retenção mais longo do que as lágrimas artificiais dissolvidas. Sabe-se que as lágrimas artificiais proporcionam uma melhoria temporária dos sintomas de irritação ocular e da visão turva, da sensibilidade ao contraste, do tempo de separação da lágrima, da regularidade da superfície da córnea e da coloração da superfície ocular, mas não foram capazes de prevenir a metaplasia epitelial escamosa conjuntival. O fornecimento de gotas de lágrimas artificiais, bastante frequente em doentes com deficiência aquática, pode causar efeitos tóxicos no epitélio da superfície ocular devido aos conservantes, especialmente o cloreto de benzalcónio. Os doentes com SF que utilizam lágrimas artificiais mais de 4 gotas por dia, devem utilizar lágrimas sem conservantes.[9] Hormonas androgénicas

Sabe-se que as hormonas androgénicas mantêm a função da glândula lacrimal na sua função de segregar factores imunitários e suprimir a inflamação da glândula lacrimal, que pode ser desencadeada por irritação da superfície ocular ou por uma reação autoimune. A presença de receptores de androgénios nas glândulas oculares que produzem lágrimas (por exemplo, glândulas meibomianas, epitélio da córnea e conjuntiva, acessórios da glândula lacrimal) indica que estas hormonas podem aumentar a secreção de lágrimas quando administradas topicamente. Os ensaios clínicos de hormonas androgénicas administradas topicamente no tratamento da síndrome do olho seco ainda estão a ser investigados.[9,21] Secretagogues

Os secretagogos estimulam a produção endógena de lágrimas pela glândula lacrimal e pelo epitélio da superfície ocular. Os doentes com síndrome de Sjogren que receberam terapêutica com pilocarpina numa dose de 5 mg 4 vezes por dia, em comparação com os doentes tratados com placebo, apresentaram uma melhoria significativa dos sintomas da síndrome do olho seco, da capacidade de focar os olhos durante a leitura e das queixas de visão turva.[18,21] O efeito secundário mais comum da utilização da pilocarpina é a produção excessiva de suor, que ocorre em 40% dos doentes. Outro exemplo de medicamentos colinérgicos orais é a cevilemina, que demonstrou reduzir os sintomas de irritação ocular e aumentar a produção de lágrimas com menos efeitos secundários do que a pilocarpina.[8]

Anti-inflamação

Rehidratar e lubrificar a superfície do olho é o principal objetivo da terapia da síndrome do olho seco utilizando lágrimas artificiais. As lágrimas artificiais não inibem diretamente a ocorrência de inflamação. No entanto, podem reduzir a inflamação através da sua capacidade de reduzir a osmolaridade das lágrimas, o que reduzirá a concentração de factores inflamatórios lacrimais e enxaguá-los-á da superfície do olho. O alvo da terapia anti-inflamatória é o fator inflamatório dos agonistas do recetor de IL-1, TNF-α e inibidores da metaloproteinase da matriz. Esta terapia tem sido considerada bastante eficaz no tratamento das queixas e sintomas da síndrome do olho seco. Os medicamentos anti-inflamatórios que têm sido utilizados no tratamento da síndrome do olho seco são a ciclosporina, os corticosteróides, a tetraciclina e o soro ou plasma autólogo.[8] Um estudo clínico revelou que 83% dos doentes com atraso na depuração da lágrima tratados com metilprednisolona a 1% registaram melhorias na irritação, na depuração da fluoresceína lacrimal e na coloração da superfície ocular. No DES, os doentes com síndrome de Sjogren tratados com metilprednisolona a 1% registaram uma melhoria significativa dos sintomas.[8] Uma investigação clínica realizada durante 4 semanas em 32 doentes afirmou que os doentes que receberam terapia com fluorometolona e lágrimas artificiais registaram uma melhoria dos sintomas e dos resultados cognitivos.[23]

Tabela 7. Disponibilidade de tampões punctiformes (www.mums.ac.ir/shares/erc/eyecenter/Dr.aghaei lacri.pdf)

Plugs for occlusion therapy available in the USA			
Short-term occlusion therapy (less than 1 month)- absorbable intracanalicular collagen plugs			
Manufacturer	Name	Description	Position
Alcon, Ft Worth, TX	Tears Naturale™	Collagen Punctal plug	vertical canaliculus
Eagle vision, Marshfiled Hills, MA	-	Temporary Collagen plugs (35 days) Collagen shorts (3-5 days)	vertical canaliculus vertical canaliculus
Lacrimedics, Orcas Island, WA		Collagen plugs for the lacrimal Efficiency test (4-7 days)	horizontal canaliculus
Oasis Medical, Glendora, CA	Soft Plug™	Collagen absorbable (2-5 days)	vertical canaliculus
Odyssey Medical, Memphis, TN	Collagen Insert	5-7 days	horizontal canaliculus
Surgical Specialities, Reading,PA	Ultraplug^R	Collagen absorbable punctal plug (3-5 days)	vertical canaliculus
Medium-term occlusion therapy (1-6 months)- absorbable intracanalicular synthetic plugs			
Manufacturer	Name	Description	Position
Lacrimedics, Orcas Island, WA	Dissoolvable OPAQUE Herrick Lacrimal Plug^R	About 6 months	horizontal canaliculus
Oasis Medical, Glendora, CA	Soft Plug Extended Duration Absorbable	Up to 3 months	vertical canaliculus
Odyssey Medical, Memphis, TN		Up to 3 months	vertical canaliculus
Surgical Specialities, Reading,PA	Ultraplug^R	Extended wear synthetic up to 2-6 months	vertical canaliculus
Long-term occlusion therapy (more than 6 months)- non dissolvable punctum and intracanalicular plugs			
Manufacturer	Name	Description	Position
Alcon, Ft Worth, TX	Tears Naturale™	Silicone Punctal plug	Partially exposed at the punctum, full occlusion
FCI Ophthalmic Marshfield Hills, MA	Ready Set™	Silicone	Partially exposed at the punctum, full occlusion
	SlimPlugs™	Silicone	Partially exposed at the punctum, full occlusion

Lacrimedics, Orcas Island, WA	Blue OPAQUE Herrick Lacrimal Plug	Silicone	horizontal canaliculus, partial occlusion
Medenium, Travne, CA	smartPlug[TM]	Thermosensitive hydrophobic acrylic	Vertical canaliculus, full occlusion
Oasis Medical, Glendora, CA	Soft Plug[TM] Foam fit hydrogel	Silicone	Partially exposed at the punctum, full occlusion Lower vertical punctum, full occlusion
Odyssey Medical, Memphis, TN	Parasol[R]	Silicone	Partially exposed at the punctum, full occlusion
Surgical Specialities, Reading, PA	Ultraplug[R]	Silicone	Partially exposed at the punctum, full occlusion
U.S IOL.Laxington, KY	occuFlo[TM]	Silicone	Partially exposed at the punctum, full occlusion

O tampão punctal era utilizado há 50 anos, sendo que em 1975 Freeman começou a utilizar um tampão de silicone em forma de sino. Um exemplo de um tampão absorvível é feito de colagénio e polímero. O tampão de colagénio (Fig. 8A) pode ser colocado intracanalicularmente e tem um efeito curto porque será absorvido entre 7-10 dias, podendo ser destruído por si só ou lavado com solução salina. Alguns exemplos da utilização de tampões de colagénio são (1). como ferramenta de diagnóstico para determinar a eficácia da oclusão do púlpito a longo prazo. (2). aumentar a eficácia do tratamento tópico. (3). Como terapia para complicações da síndrome do olho seco após LASIK. Outro exemplo de tampão absorvível é o tampão absorvível sintético de uso prolongado feito de E-Caprolactona-L-Lactide (PCL) que é absorvido durante um período mais longo de 2-6 meses. Este tampão pode ser utilizado em doentes com alergia ocular sazonal com queixas de olho seco (www.lacrimedics.com). Os tampões de colagénio são contra-indicados em doentes com obstrução do canal lacrimal e dacriocistite.[8,9] Os tampões não absorvíveis são feitos de silicone (Fig. 9B) ou de polímeros termolábeis, que são acrílicos hidrofóbicos que podem passar de um sólido rígido para um gel coesivo macio em caso de alterações de temperatura, desde a temperatura ambiente até à temperatura corporal. Os tampões de silicone e de colagénio estão disponíveis em vários tamanhos. Os tampões de colagénio e polímero têm um comprimento de 2 mm com várias opções com diâmetros de 0,2 mm, 0,3 mm e 0,4 mm. Os tampões de silicone estão disponíveis em diâmetros de 0,4 mm a 0,8 mm. (Www.sharpoint.com).

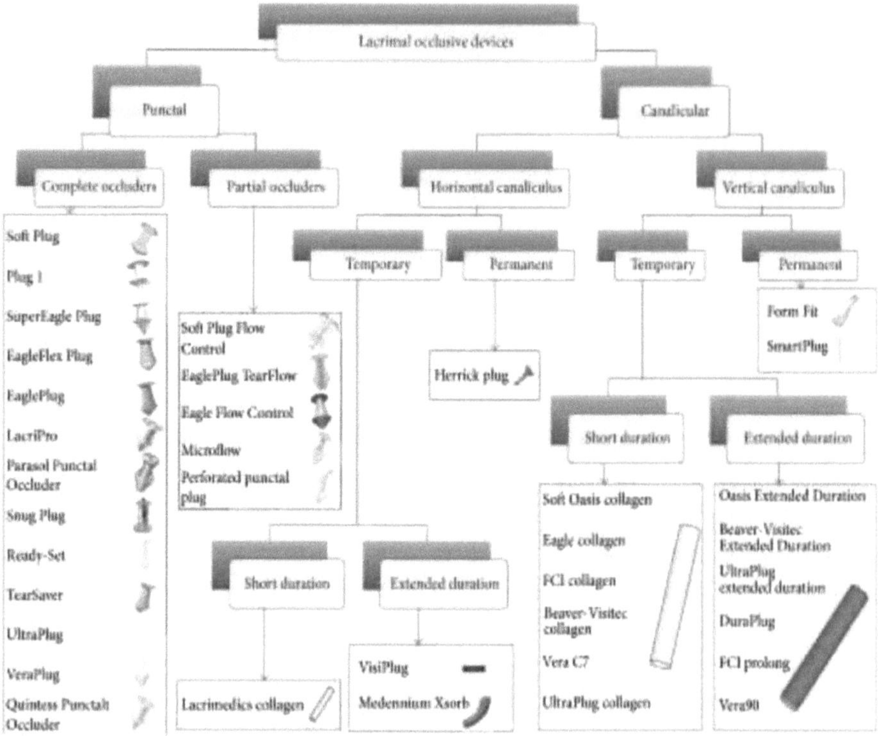

Figura 8. Classificação dos dispositivos oclusivos lacrimais com base na forma, localização e duração da ação. (Jehangir N et al, 2016)

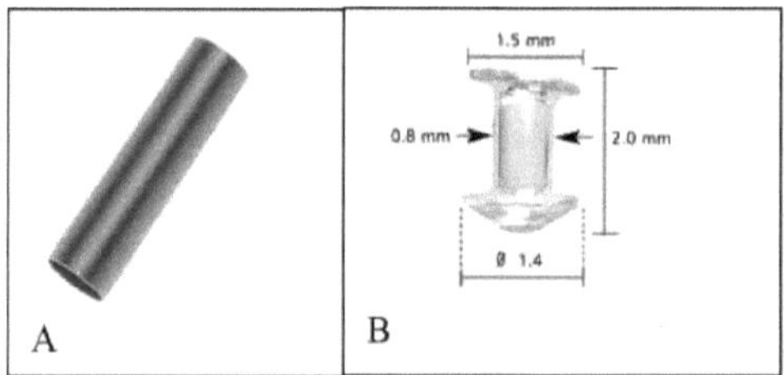

Figura 9. (A). Descrição esquemática do colagénio do tampão punctal. (B) Tampão de silicone punctal (fciworldwide.com)

O tampão de silicone consiste em dois tipos: o tampão pungtum, que é colocado no orifício de punção lacrimal, como se pode ver na figura 10, e o tampão intracanalicular. Os tampões de silicone intracanaliculares, como o tampão de Herrick na figura 11, apresentam um risco mais elevado de complicações.[9] O método de inserção do tampão consiste em aplicar primeiro anestesia tópica e depois observar o orifício de punção lacrimal para estimar o seu diâmetro. Podemos utilizar um lupa ou lâmpada de fenda do biomicroscópio. Pede-se ao doente que olhe na direção oposta à do pêndulo.

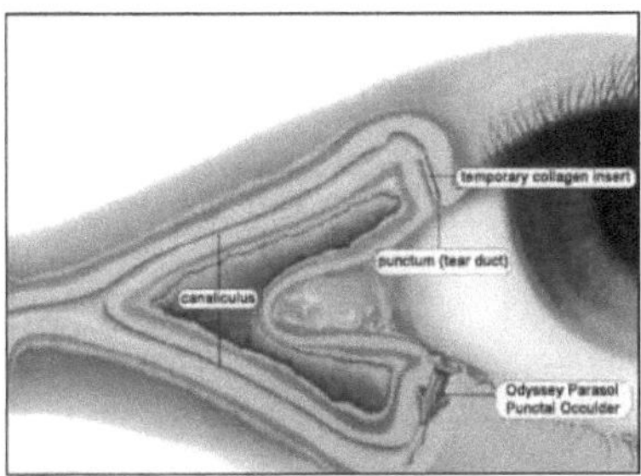

Figura 10. Tampão punctal de colagénio no púlpito superior e tampão punctal de silicone no orifício punctal inferior (langeeyecare.com)

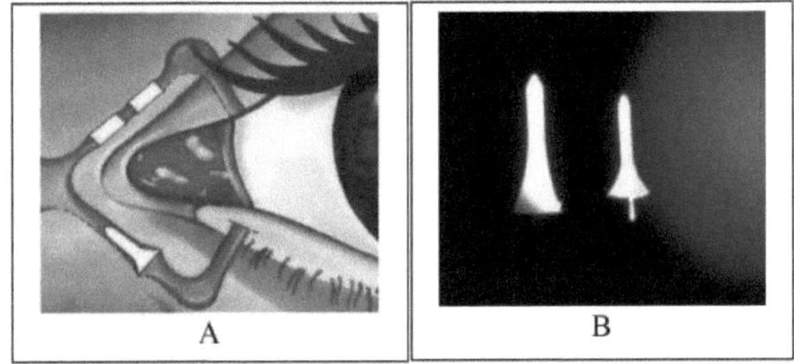

Figura 11. Um tampão intracanalicular no púlpito superior (tampão de colagénio) e no púlpito inferior (tampão de Herrick) B.
Tampão de silicone Herrick (www.lacrimedics.com)

É inserido um tampão parcial no púlpito e, em seguida, a ponta da pinça é empurrada para dentro do púlpito. Quando se utiliza um tampão de colagénio, podem ser instalados dois tampões num pungtum para obter resultados óptimos. A inserção do tampão pode ser feita com injectores ou pinças, como se pode ver na figura 12A,B. As desvantagens da utilização de um tampão incluem o descolamento do púlpito e a perda, a irritação e a sensação de corpo estranho, a deslocação para o canal lacrimal, a infeção e a necessidade de cirurgia de remoção, e alguns doentes tiveram reacções alérgicas nas pálpebras. A oclusão semi-permanente tem a vantagem de ser reversível se o paciente apresentar lacrimejamento persistente após a obturação. A investigação sobre o tampão punctal realizada por Nava-Castaneda em 2003 no México revelou que, no grupo de doentes que utilizou tampão punctal de silicone e colagénio bilateral em ambos os púlpitos, houve uma melhoria clínica de mais de 90% após 8 semanas. Após 6 meses, 86% dos pacientes estavam livres de queixas de SF, enquanto as queixas persistiram no grupo que utilizou placebo. O estudo indicou ainda que 76% dos doentes deixaram de utilizar gotas de lágrimas artificiais, de forma a aliviar os encargos económicos dos doentes. O estudo de Ming-Chen, realizado em 2002 no Will's Eye Hospital, afirma que a utilização do tampão de pungtum é um método simples, seguro e eficaz para o tratamento de doenças da superfície ocular e da deficiência da camada aquosa, incluindo a epiteliopatia tóxica que não pode ser controlada com lágrimas artificiais. Neste estudo, dos 312 tampões instalados, houve 14 tampões removidos, 11 devido a epífora e outros 3 devido a erosão conjuntival.[27,30]

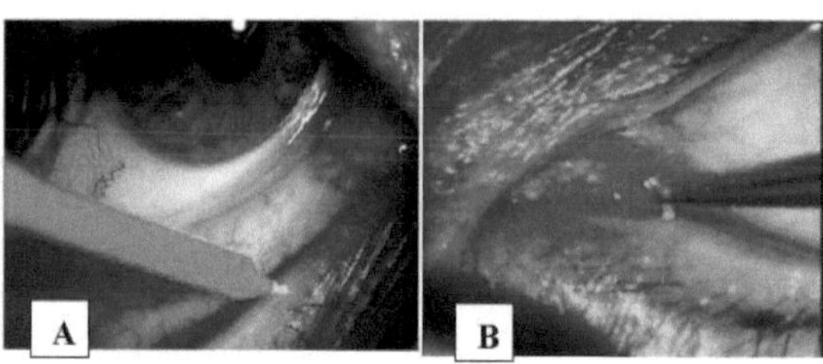

Figura 12A. Inserção de um tampão de silicone no púlpito inferior com um injetor B. com uma pinça. (Pflugfelder et al, 2004)

Oclusão permanente

No caso da síndrome do olho seco grave que apresenta uma melhoria sintomática com a oclusão semi-permanente, pode ser considerada a oclusão permanente. A oclusão permanente pode ser efectuada de várias formas, tais como cauterização térmica, cauterização eléctrica, laser de árgon, radiação ou encerramento direto do púlpito com suturas. A oclusão permanente não provoca sensações de corpo estranho e irritações como as causadas pela oclusão semi-permanente do púlpito, mas também tem a desvantagem da reversibilidade que requer pequenos procedimentos cirúrgicos, a punctoplastia.[24,25,26]

CAPÍTULO 2
MATERIAIS E MÉTODOS

Foi realizado um estudo quase experimental com um desenho de grupo de controlo pré-teste-pós-teste no Dr. Soetomo General Hospital Surabaya de agosto de 2011 a março de 2012.

A dimensão da amostra é calculada com base na fórmula de Sastroasmoro e Ismael:

$$n = \frac{2\,(Z_{1-\alpha/2} + Z_{1-\beta})^2\,\sigma^2}{(\mu_1 - \mu_2)^2}$$

A partir da fórmula acima, obtém-se

$\alpha = 0,05$; $\beta = 0,1$; $\sigma =$; $\mu1 =$; $\mu2 =$; $Z\,1-\alpha/2 = 1,96$; $Z1-\beta = 0,84$

Informações : n = tamanho da amostra α = nível de significância = 0,05 Z 1- α = 1,96 1-β = poder do teste β = 0,2 Z1-β = 0,84 σ: interseção padrão, que é de 10,6[25] µ1 - ц2: diferença clínica desejada, que totalizou 8,8 Da fórmula acima obtém-se: n = 22,75 arredondado para 23.

O tamanho mínimo da amostra foi de 23 pacientes para cada grupo. Técnica de amostragem consecutiva com critérios de inclusão: idade superior a 21 anos, doentes com olho seco de grau 2 em ambos os olhos, consentimento informado. Os critérios de exclusão são infeção ocular, história de trauma e cirurgia ocular nos últimos 6 meses, distúrbios palpebrais, paralisia de Bell, medicação anticolinérgica, anti-hipertensão seperti (klonidina, prazosina, propanolol, reserpina, metildopa, guanetidina), anti-histamínicos (difenhidramina, loratadina), antidepressivos (amitriptilina, imipramina, desipramina, clomipramina, doksepina, fenelzina, tranilsipromina, amoksapina, trimipramina, fenotiazina, nitrazepam, diazepam), anti-aritmia (disopiramida, meksiletina), antiparkinsónica (triheksifenidil, benzotropina, biperidina, prosiklidina), antiespasmódica, antiemética (metoclopramida), anti-espasmo muscular (siklobenzaprina, metokarbamol), descongestan (efedrina, pseudoefedrina), anti-inflamação sistémica, gravidez e contraceção hormonal, uso de lentes de contacto, obstrução lacrimal, dacriocistite e doentes com glaucoma. Os critérios de exclusão são a hipersensibilidade do tampão de colagénio.

O olho direito do doente foi submetido a uma inserção de tampão punctal inferior e a uma gota de fluorometolona a 0,1% no olho do lado direito. Os sintomas da Síndrome do Olho Seco são secura, sensação de corpo estranho, visão turva, fotofobia, comichão, dor, vermelhidão, rangido e sensação de ardor. O diagnóstico da SF é feito através dos sintomas clínicos e de alguns testes de diagnóstico, como o tempo de separação da lágrima, MAS, a altura do menisco lacrimal, o teste de Schirmer I e a coloração com rosa bengala. O Ocular Surface Disease Index (OSDI) é uma escala de 12 itens para a avaliação dos sintomas relacionados com a doença do olho seco e o seu efeito na visão, baseada no International Dry Eye Workshop (DEWS) e traduzida para indonésio. O teste Schirmer I mede a secreção lacrimal total (basal e reflexa). As tiras Whatman n.º 41 (TEAR STRIPS) foram inseridas nos terços médios do saco conjuntival inferior, evitando tocar na córnea, e o comprimento das tiras molhadas em milímetros foi registado após 5 minutos. O tempo de rutura da lágrima (TBUT) é um teste clínico utilizado para avaliar a doença do olho seco por evaporação. Para medir o TBUT, é instilada fluoresceína na película lacrimal do doente e pede-se ao doente que não pestaneje enquanto a película lacrimal é observada sob um feixe largo de iluminação azul-cobalto. O TBUT é registado como o número de segundos que decorre entre o último pestanejo e o aparecimento da primeira mancha seca na película lacrimal, como se pode ver nesta progressão destas fotografias de lâmpadas de fenda ao longo do tempo. Um TBUT inferior a 10 segundos é considerado anormal. Coloração de rosa bengala: é instilado no olho 1% de rosa bengala líquido. O examinador utiliza luz branca para avaliar a quantidade de coloração. A intensidade é avaliada em 2 zonas conjuntivais expostas e na córnea. Pontuação de 0-3 para cada zona. A pontuação máxima é 9.

CAPÍTULO 3

RESULTADO

Dos 60 olhos de 30 doentes com síndrome do olho seco que cumpriam os critérios de inclusão, 4 ou 8 olhos foram excluídos. Dois doentes faltaram ao exame de 1st e 7th dias, 1 doente utilizou fluorometolona 0,1% em ambos os olhos e 1 doente tinha hipersensibilidade ao tampão de colagénio. A amostra total foi de 52 olhos de 26 pacientes. A Tabela 8 mostra a distribuição por idade e sexo dos pacientes. Esta investigação é uma investigação experimental com um desenho de grupo de controlo pré-pós-teste. Analisar a eficácia da oclusão do botão com um tampão punctal de colagénio como terapia para a síndrome do olho seco de grau 2. De 26 sujeitos ou 52 olhos, neste estudo foi revelado que a média da linha de base entre os dois grupos era homogénea (p=0,96). O teste T revelou que a pontuação OSDI no dia 1 entre os dois grupos não foi significativa (p=0,23). O teste Mann Whitney para a distribuição anormal no dia 7 revelou que a pontuação OSDI entre os dois grupos não era significativa (p=0,25).

Tabela 8. Distribuição da idade e do sexo da amostra

Age (year)	Sex		Total
	Pria	Wanita	
40-49	0 (0,0%)	2 (7,7%)	2 (7,7%)
50-59	0 (0,0%)	8 (30,8%)	8 (30,8%)
60-69	2 (7,7%)	7 (26,9%)	9 (34,6%)
70-79	4 (15,4%).	2 (7,7%)	6 (23,1%)
>80	0 (0,0%)	1 (3,8%)	1 (3,8%)
Total	6 (23,1%)	20 (76,9%)	26 (100%)

Comparação da pontuação do Questionário OSDI como parâmetro de queixas subjectivas antes e depois da inserção do tampão punctal no dia 1 e no dia 7. Teste de normalidade dos dados com o Teste de Kolmogrov Smirnov, seguido de análise com o Teste de Wilcoxon - Signed Rank. A Tabela 9 mostra que o valor mediano da pontuação do Questionário OSDI antes do plug punctal foi de 34,00 e teve uma diminuição significativa na pontuação média um dia após a inserção com valor mediano de 19,50 (p = 0,000) e 16,50 (p = 0,000) no dia-7. Existe uma diferença significativa nas pontuações médias entre o dia 1 e o dia 7 após a inserção do tampão punctal. (p = 0.001).

Tabela 9. Pontuação OSDI antes, no dia 1 e no dia 7 após a inserção do tampão punctal

OSDI score	Median (Min – Max)	P
Pre	34,00 (11,00-69,00)	
day-1	19,50 (8,00-47,00)	0,000*
Pre	34,00 (11,00-69,00)	
day-7	16,50 (8,00-47,00)	0,000*
day-1	19,50 (8,00-47,00)	
day-7	16,50 (8,00-47,00)	0,001*

*: p < 0,05 (significant)

Tabela 10. Comparação da pontuação do Questionário OSDI antes e depois da fluorometolona 0,1% dia-1 e dia-7

OSDI score	Median (Min – Max)	P
Pre	33,50 (11,00-69,00)	
day-1	16,00 (8,00-42,00)	0,000*
Pre	33,50 (11,00-69,00)	
day-7	14,00 (8.00-42,00)	0,000*
day-1	16,00 (8,00-42,00)	
day-7	14,00 (8,00-42,00)	0,007*

*: p < 0,05 (significant)

A Tabela 10 acima mostra que o valor mediano da pontuação do Questionário OSDI antes da administração de fluorometolona 0,1% era de 33,50. Uma diminuição significativa da pontuação média um dia após a administração, valor mediano 16,00 (p = 0,000), e dia 7 14,00 (p = 0,000). A Tabela 11 mostra uma diferença significativa nas pontuações médias entre o dia 1 e o dia 7 após a administração de fluorometolona a 0,1% (p = 0,007).

Tabela 11. Comparação da pontuação do Questionário OSDI entre o grupo do tampão punctal com colírio de fluorometolona a 0,1% no dia 1 e no dia 7

OSDI	Punctal Plug	Fluorometholone	P
Pre			
Mean (SD)	34,92 (13,43)	34,81 ± 13,48	0,96[†]
day-1			
Mean (SD)	20,77 (9,29)	17,88 ± 7,76	0,23[†]
day-7			
Median (Min – Max)	16,50 (8,00-47,00)	14,00 (8,00-42,00)	0,25**

† independent T-test ** Mann Whitney test

O teste de normalidade foi efectuado através do teste de Kolmogorov Smirnov. A Tabela 11 mostra a análise de dados com o teste t independente que obteve valores basais de pontuação OSDI antes da terapia em ambos os grupos foram homogéneos (p = 0,98). A análise usando o teste t, no dia 1, mostrou diferença de pontuação OSDI entre os dois grupos, mas não significativa. (p = 0.23). O teste Mann Whitney foi efectuado porque a distribuição dos dados da pontuação OSDI no dia 7 não era normal. A diferença nas pontuações médias do OSDI não foi significativa entre os dois grupos (p = 0,25).

Tabela 12. Comparação do teste de Schirmer 1 antes e depois da inserção do tampão punctal no dia 1 e no dia 7

Schirmer I test	Median (Min – Max)	P
Pre	6,00 (6,00-9,00)	
Day-1	7,00 (6,00-10,00)	0,001*
Pre	6,00 (6,00-9,00)	
day-7	6,00 (6,00-9,00)	0,873
day-1	7,00 (6,00-10,00)	
day-7	6,00 (6,00-9,00)	0,001*

O teste de Schirmer I foi efectuado para avaliar a produção de lágrimas em ambos os grupos. A análise dos dados foi efectuada através do teste de normalidade Kolmogorov Smirnov e continuou com o teste Wilcoxon Signed Rank. A Tabela 12 mostra que o valor mediano do teste de Schirmer antes da inserção do tampão punctal era de 6 milímetros e teve um aumento significativo no dia 1 com um valor mediano de 7 mm (p = 0,001) e não encontrou diferença significativa no dia 7, que tem o mesmo valor mediano de 6 mm (p = 0,873). No entanto, no dia 7, após a inserção do tampão punctal, registou-se uma diferença significativa em relação ao dia 1 (p = 0,001).

Tabela 13. Comparação do Teste de Schirmer 1 antes e depois da administração de fluorometolona a 0,1% no dia 1 e no dia 7

Schirmer I test	Median (Min – Max)	P
Pre	6.00 (6.00-9.00)	
day-1	7.00 (6.00-11.00)	0,049*
Pre	6.00 (6.00-9.00)	
day-7	6.50 (6.00-11.00)	0,496
day-1	6,00 (6.00-11.00)	
day-7	6,50 (6.00-11.00)	0,144

A Tabela 13 mostra que o valor mediano do teste de Schirmer antes da administração de fluorometolona 0,1% era de 6,00 milímetros (mm) e teve um aumento significativo no dia 1 com um valor mediano de 7,00 mm (p = 0,001). Já quando comparado ao 7º dia após a inserção, (mediana de 6,50 mm) não apresentou aumento significativo (p = 0,496). Houve uma diferença no teste de Schirmer 1, mas não significativa entre o dia 1 e o dia 7 após a administração de fluorometolona a 0,1% (p = 0,144).

Tabela 14. Comparação dos resultados do teste de Schirmer 1 entre o grupo do tampão punctal com colírio de fluorometolona a 0,1% nos dias 1 e 7

Schirmer I test	Punctal Plug	Fluorometholone	P
Pre			
Mean (SD)	6,62 (1,13)	6,88 (1,28)	0,383
day-1			
Median	7,00 (6,00-10,00)	7.00 (6.00-11.00)	0,452
day-7			
Median	6,00 (6,00-9,00)	6,50 (6.00-11.00)	0,561

O teste de normalidade foi efectuado através do teste de Mann-Whitney. A Tabela 14 acima mostra o valor básico do Teste de Schirmer 1 antes da terapia em ambos os grupos, com diferenças que não são significativas (p = 0,383). Não houve diferença significativa no teste de Schirmer 1 no dia 1 (p = 0,452) e no dia 7 (p = 0,561) entre o grupo do tampão punctal e o grupo da fluorometolona a 0,1%.

Tabela 15. Comparação do Tear Break Up Time Test (TBUT) antes e depois da inserção do tampão punctal no dia 1 e no dia 7

TBUT	Median (Min – Max)	P
Pre	3,52 (2,57-6,07)	
day-1	4,03 (2,59-7,83)	0,000*
Pre	3,52 (2,57-6,07)	
day-7	3,79 (3,06-7,61)	0,031
day-1	3,52 (2,59-7,83)	
day-7	3,79 (3,06-7,61)	0,080

Este estudo comparou a estabilidade da camada lacrimal, que foi avaliada pelo teste Tear Break-up Time (TBUT), entre antes e depois da inserção do tampão punctal no dia 1 e no dia 7. A normalidade dos dados foi testada com o teste de Kolmogorov Smirnov, seguido do teste de Wilcoxon-Signed Rank. A Tabela 15 mostra que o valor mediano do teste TBUT antes da inserção do tampão punctal foi de 3,52 segundos e teve um aumento significativo no primeiro dia após a instalação com um valor mediano de 4,03 (p = 0,000) e no sétimo dia foi de 3,79 (p = 0,031). No sétimo dia após a inserção do tampão punctal, não houve diferença significativa em relação ao primeiro dia (p = 0,080).

Tabela 16. Comparação do Tear Break Up Time Test (TBUT) antes e depois da administração de fluoremetolona 0,1% no dia 1 e no dia 7

TBUT	Median (Min – Max)	P
Pre	3,55 (2,59-7,15)	
day-1	3,59 (3,13-9,10)	0,002*
Pre	3,55 (2,57-7,15)	
day-7	3,79 (3,07-9,05)	0,419
day-1	3,59 (3,13-9,10)	
day-7	3,79 (3,07-9,05)	0,062

A Tabela 16 mostra que o valor mediano do teste TBUT antes da administração de fluorometolona 0,1% foi de 3,55 segundos e registou um aumento significativo no dia 1 após a administração com um valor mediano de 3,59 (p = 0,002). Não há diferença significativa no teste TBUT entre antes e no dia 7 após a administração de fluorometolona 0,1% (p = 0,419). Existe uma diferença no teste TBUT entre o dia 1 e o dia 7 após a administração de fluorometolona a 0,1%, mas não significativa (p = 0,062).

Tabela 17. Comparação dos resultados do teste TBUT entre os grupos de tampão punctal e a administração de fluoremetolona 0,1% no dia 1 e no dia 7

Uji TBUT	Kelompok Punctal Plug	Kelompok Fluorometholone	P
Pre			
Mean	3,8285 ± 0,82455	4,0477 ± 1,04438	0,701
day-1			
Median	4,1392 ± 1,03576	4,3154 ± 1,37803	1,000
day-7			
Median	4,1131 ± 1,06063	4,3281 ± 1,43309	0,812

A Tabela 17 mostra a análise dos dados por meio do Teste de Mann Whitney, que encontrou uma diferença no teste TBUT antes e depois da terapia que não foi significativa (p = 0,701). Não houve diferença significativa no teste TBUT entre o grupo do tampão punctal e o grupo da fluorometolona a 0,1% no primeiro dia (p = 1,000) e no sétimo dia (p = 0,812).

Tabela 18. Comparação do teste de coloração com Rosa Bengala entre antes e depois da inserção do tampão punctal no dia 1 e no dia 7

Rose Bengal	Median (Min – Max)	P
Pre	3,00 (1,00-6,00)	
day-1	3,00 (1,00-5,00)	0,004*
Pre	3,00 (11,00-69,00)	
day-7	2,50 (1,00-5,00)	0,008*
day-1	3,00 (1,00-5,00)	
day-7	2,50 (1,00-5,00)	0,480

A Tabela 18 mostra que o valor mediano do teste de Rosa Bengala antes do tampão punctal era de 3,00 e sofreu um aumento significativo no dia 1 após a inserção com um valor mediano de 3,00 (p = 0,004) e no dia 7 após a inserção com uma mediana de 2,50 (p = 0,008). Não se verificou uma diferença significativa no teste de Rosa Bengala entre o dia 1 e o dia 7 após a inserção do tampão de colagénio (p = 0,480).

Tabela 19. Comparação da coloração com Rosa Bengala antes e depois da administração de fluoremetolona 0,1% no dia 1 e no dia 7

Rose Bengal	Median (Min – Max)	P
Pre	2,50 (1.00-7.00)	
day-1	2,50 (1.00-7.00)	0,096
Pre	2,50 (1.00-7.00)	
day-7	2,00 (1.00-5.00)	0,067
day-1	2,50 (1.00-7.00)	
day-7	2,00 (1.00-5.00)	0,206

A Tabela 19 acima mostra que não há diferença significativa do Teste da Rosa de Bengala entre antes e o dia 1 após a administração de 0,1% de fluorometolona (p = 0,096), entre antes e o dia 7 (p = 0,067) e também entre o dia 1 e o dia 7 após a administração de 0,1% de fluorometolona (p = 0,206).

Tabela 20. Comparação dos resultados da coloração com Rosa Bengala entre os grupos de tampão punctal com colírio de fluorometolona a 0,1% nos dias 1 e 7

Rose Bengal	Kelompok Punctal Plug	Kelompok Fluorometholone	P
Pre Median	2,88 ± 1,243	2,88 ± 1,366	0,797
day-1 Median	2,50 ± 1,140	2,65 ± 1,294	0,939
day-7 Median	2,42 ± 1,102	2,50 ± 1,105	0,977

A Tabela 20 acima mostra a análise dos dados usando o Teste de Mann Whitney, antes da terapia, as diferenças na coloração de Rosa Bengala não foram significativas entre o grupo do tampão punctal e o grupo da fluorometolona a 0,1% (p = 0,797). Não houve diferença significativa entre o teste TBUT entre o grupo do tampão punctal e o grupo da fluorometolona a 0,1% no 1º dia (p = 0,939) e no 7º dia (p = 0,977).

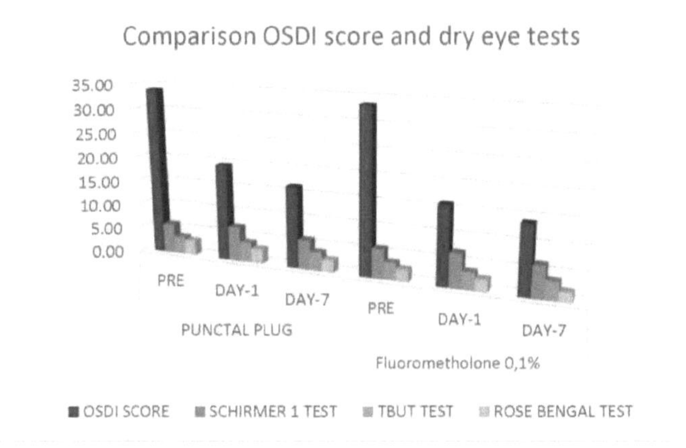

Figura 12. Comparação da pontuação OSDI, teste Schirmer 1, teste TBUT e teste Rosa Bengala entre os dois grupos.

CAPÍTULO 4

DISCUSSÃO

Caraterísticas dos sujeitos de investigação

De todos os 26 indivíduos do estudo (52 olhos), 6 indivíduos (23,0%) eram do sexo masculino e 20 indivíduos (77,00%) eram do sexo feminino, o que está de acordo com o Beaver Dam Eye Study, o Blue Mountain Eye Study, o Women's Health Study (WHS) e o Physicians' Health Study (PHS), que mostraram uma maior distribuição nas mulheres.[24] Este facto também é consistente com os resultados do Inquérito sobre a Saúde e a Visão e a Audição 19931996 do Ministério da Saúde da República da Indonésia, que revelou uma maior prevalência de mulheres (7,4%) do que de homens (7,3%). Em termos de idade, havia 2 doentes (7,7%) com idades compreendidas entre os 40 e os 69 anos, 6 doentes (23,0%) com idades compreendidas entre os 70 e os 79 anos e o restante 1 doente (3,9%) com mais de 80 anos.

Comparação dos resultados do Questionário OSDI entre antes e depois da instalação do tampão punctal no dia 1 e no dia 7

Comparação das queixas subjectivas utilizando a pontuação do questionário OSDI antes e depois da inserção do tampão punctal no dia 1 e no dia 7. Após a análise dos dados, a pontuação mediana da pontuação do Questionário OSDI antes do tampão punctal foi de 34,00 e registou uma redução significativa. A pontuação média no dia 1 após a inserção foi de 19,50 (p = 0,000) e no dia 7 foi de 16,50 (p = 0,000). Os resultados mostraram uma diferença significativa nas pontuações médias entre o dia 1 e o dia 7 após a inserção do tampão punctal (p = 0,001). Isto está de acordo com os resultados do estudo de Nava-Castaneda, em 2003, segundo o qual os doentes com tampões punctais de colagénio e silicone apresentavam diferenças significativas nas pontuações sintomáticas dos doentes com SF, tais como ardor, tropeçar e brilho. Neste estudo, verificou-se uma diminuição da pontuação sintomática entre antes e duas semanas após a inserção do tampão punctal. A investigação conduzida por Dursun também mencionou uma melhoria das queixas subjectivas nos doentes com SF após 6 semanas de inserção do tampão punctal. Balaran et al afirmaram que 43 dos 50 doentes com SF no estudo estavam livres de queixas e 38 doentes já não utilizavam gotas de lágrimas artificiais após a inserção do tampão punctal. Neste estudo, as queixas comuns sentidas pelos doentes com SF são dormência, lacrimejo e sensação de desconforto quando expostos ao vento.[29,30] **Comparação dos resultados do Questionário OSDI entre antes e depois da fluorometolona 0,1% dia-**

1 e dia-7

Os resultados mostraram que a mediana da pontuação do Questionário OSDI antes da administração de fluorometolona a 0,1% era de 33,50 e teve uma diminuição significativa na pontuação média um dia depois. O valor mediano no dia 1 foi de 16,00 (p = 0,000) e 14,00 no dia 7 após a administração de 0,1% de fluorometolona. Este estudo mostrou uma diferença significativa nas pontuações médias entre o dia 1 e o dia 7 após a administração de fluorometolona a 0,1% (p = 0,007). Isto é consistente com a investigação conduzida por Yang et al. Verificou-se uma melhoria significativa nas queixas sintomáticas entre antes e uma semana após a terapia com fluorometolona a 0,1% em doentes com Síndrome do Olho Seco de grau 2 e 3.[31] Vários estudos sugeriram que os corticosteróides tópicos podem ajudar a aumentar a densidade das células caliciformes e a reduzir a acumulação de células inflamatórias na superfície do olho. Lee et al afirmaram que o fator de crescimento nervoso (NGF) na superfície ocular desempenha um papel importante no processo inflamatório dos doentes com SF. Redução do NGF lacrimal em doentes com queratoconjuntivite sicca após terapia com prednisolona a 0,1%.[9]

Comparação dos resultados do Questionário OSDI entre os grupos de tampão punctal com colírio de fluorometolona a 0,1% no dia 1 e no dia 7

Este estudo mostra que não existe uma diferença significativa nas pontuações médias do OSDI entre o grupo do tampão punctal e o colírio de fluorometolona a 0,1% no dia 1. Nos dados dos resultados do questionário OSDI no dia 7 após a inserção do tampão punctal, houve diferenças nas pontuações médias do OSDI que não foram significativas entre os dois grupos. (p = 0.245). Ambos os tipos de terapia mostraram resultados significativos na melhoria das queixas subjectivas, mas a utilização de corticosteróides tópicos como terapia tem alguns efeitos secundários que são a elevação da pressão intraocular, as cataratas subcapsulares posteriores e o aumento do risco de infecções oculares, pelo que deve ser utilizada como terapia de pulsos curtos em exacerbações agudas durante uma a quatro semanas.[9]

Comparação dos resultados do Teste de Schirmer 1 entre antes e depois da instalação do tampão punctal no dia 1 e no dia 7

Neste estudo, os resultados do Teste de Schirmer I foram medidos para avaliar a produção de lágrima em ambos os grupos de tampão punctal e fluoremetolona a 0,1%. O valor mediano do teste de Schirmer antes do tampão punctal era de 6 milímetros e teve um aumento significativo no primeiro dia após a inserção, com um valor mediano de 7 mm. (p = 0,001) e uma diferença insignificante no sétimo dia em que o valor mediano é igual a 6 mm (p = 0,873). Enquanto que no 7º dia após a inserção do tampão punctal, houve uma diferença significativa em comparação com o 1º dia (p = 0,001). Isto está de acordo com a investigação conduzida por Altan-Yaycioglu, em que, após a inserção de tampões de colagénio e silicone em doentes com SF, se verificou uma melhoria significativa no teste de Schirmer 1 no dia 3. Um estudo efectuado por Robert CW, que comparou a terapia com gotas oculares de ciclosporina com um tampão punctal de silicone, revelou uma melhoria no Teste de Schirmer 1 após 6 meses de inserção do tampão de silicone. O mecanismo da oclusão punctal no aumento da secreção lacrimal não está claramente descrito. As possíveis causas da deficiência aquática em doentes com SF são os efeitos de feedback negativo da superfície ocular sobre a glândula lacrimal na produção de lágrimas, em que a utilização do tampão punctal pode inibir o efeito de feedback.[32]

Comparação dos resultados do Teste de Schirmer 1 entre antes e depois da administração de fluorometolona a 0,1% no dia 1 e no dia 7

Os resultados mostraram que o valor mediano do teste de Schirmer antes da administração de fluorometolona 0,1% era de 6,00 milímetros e teve um aumento significativo no primeiro dia após a inserção com um valor mediano de 7,00 mm (p = 0,001). Já quando comparado ao 7º dia após a inserção com mediana de 6,50 mm apresentou um aumento não significativo (p = 0,496). Houve uma diferença no teste de Schirmer 1 que não foi significativa entre o dia 1 e o dia 7 após a administração de fluorometolona a 0,1%. (p = 0.144). A investigação conduzida por Chong qing et al. afirmou que o teste de Schirmer 1 para doentes com SF que receberam terapia com fluorometolona a 0,1% teve um aumento não significativo após 1 semana e um aumento significativo após 1 mês de terapia.[31]

Comparação dos resultados do Tear Break Up Time Test (TBUT) entre antes e depois da instalação do tampão punctal no dia 1 e no dia 7

Neste estudo, comparou-se a estabilidade da camada lacrimal, que foi avaliada pelo teste Tear Break-up Time (TBUT), entre antes e depois da inserção do tampão punctal no dia 1 e no dia 7. O teste de normalidade dos dados foi realizado pelo teste de Kolmogorov Smirnov, seguido de análise com o teste de Wilcoxon-Signed Rank. O estudo mostrou que o valor mediano do teste TBUT antes da inserção do plug punctal foi de 3,52 segundos e teve um aumento significativo no primeiro dia após a inserção com um valor mediano de 4,03 (p = 0,000) e no sétimo dia após a inserção teve um valor mediano de 3,79 (p = 0,031). No sétimo dia após a inserção do tampão punctal, não houve diferença significativa em relação ao primeiro dia (p = 0,080). Isto está de acordo com o estudo de Chen, que menciona que o TBUT após a colocação do tampão punctal de colagénio no dia 4 e no dia 7 não mostrou uma diminuição significativa porque o tampão de colagénio começou a lise.[33]

Comparação dos resultados do Tear Break Up Time Test (TBUT) entre antes e depois da fluorometolona 0,1% no dia 1 e no dia 7

O estudo mostrou que o valor mediano do teste TBUT antes da administração do colírio de fluorometolona a 0,1% foi de 3,55 segundos e teve um aumento significativo no dia 1 após a administração com um valor mediano de 3,59 (p = 0,002). O teste TBUT antes da administração do colírio de fluorometolona 0,1% quando comparado com o dia-7 após o colírio de fluorometolona 0,1% com mediana de 3,79, não teve diferença significativa (p = 0,419). Já entre o dia 1 e o dia 7 após o colírio de fluorometolona a 0,1% houve diferença no teste TBUT, mas não significativa (p = 0,062). A investigação conduzida por Chong Qing et al. afirmou que o TBUT em doentes com SF que receberam terapia com fluorometolona a 0,1% registou um aumento significativo após uma semana e um mês de terapia.[30]

Comparação dos resultados do teste de coloração com rosa de Bengala entre antes e depois da instalação de tampões punctais no dia 1 e no dia 7

O estudo mostrou que o teste de Rosa Bengala antes da inserção do tampão punctal melhorou significativamente em comparação com o dia 1 (p = 0,004) e o dia 7 (p = 0,008) após a inserção. Não houve diferença significativa entre o teste de Rosa Bengala entre o dia 1 e o dia 7 após a inserção do tampão de colagénio (p = 0,480). Isto é consistente com um estudo realizado por Dursun et al. que encontrou uma diminuição na pontuação da coloração de Rose Bengal após 6 semanas e o estudo de Roberts CW indicou uma diminuição na pontuação da coloração de Rose Bengal após 6 meses de inserção do tampão punctal de silicone.

Comparação dos resultados do Teste de Coloração Rosa de Bengala entre o antes e o depois da fluorometolona 0,1% dia 1 e 7 dias

O estudo não mostrou diferenças significativas no Teste de Rosa Bengala antes e no dia 1 após a administração de 0,1% de fluorometolona (p = 0,096), entre antes e no dia 7 (p = 0,067) e também entre o dia 1 e o dia 7 após a administração de 0,1% de fluorometolona (p = 0,206). Este estudo utilizou 0,1% de fluorometolona, que tem um efeito anti-inflamatório inferior ao da metilprednisolona. Outra possibilidade pode ser causada pela interpretação da coloração de Rosa Bengala utilizando o score de Van Bietsjveld que é subjetivo, dando origem a uma avaliação diferente do score e influenciando os resultados do estudo. O estudo da Nippon Ganka revelou que a pontuação da coloração de Rosa Bengala na córnea diminuiu significativamente após a administração de metilprednisolona, mas não se verificou uma melhoria significativa nas áreas conjuntivais nasais e temporais, sendo possível que a coloração conjuntival tenha sido causada por outros factores que não a deficiência aquática.[34,35]

Comparação dos resultados do exame da lágrima (teste de Schirmer 1, TBUT e coloração de Rosa Bengala) entre o grupo do tampão pucntal com colírio de fluorometolona a 0,1% no dia 1 e no dia 7.

A análise dos dados utilizando o teste de Mann-Whitney revelou que não existiam diferenças significativas nos resultados do exame da lágrima (teste de Schirmer 1, TBUT e coloração de Rosa Bengala) no dia 1 e no dia 7 entre o grupo do tampão punctal e o grupo da fliorometolona a 0,1%. Neste estudo, para avaliar a eficácia do tampão punctal, foi realizado um questionário e um exame subjetivo objetivo com base no exame das lágrimas, na produção de lágrimas (teste de Schirmer 1), na estabilidade da camada lacrimal (TBUT) e nos danos na superfície ocular (coloração de Rosa Bengala). Com base nos resultados do exame das lágrimas, que não revelaram diferenças significativas entre os dois grupos de tratamento, pode concluir-se que o tampão punctal de colagénio tem a mesma eficácia que o colírio de fluorometolona a 0,1%.

CAPÍTULO 5

CONCLUSÃO E LIMITAÇÃO DA INVESTIGAÇÃO

Os grupos do tampão punctal e da fluorometolona mostraram diferenças nas queixas subjectivas com base na pontuação do questionário OSDI no dia 1 e no dia 7 após a terapia, mas não houve diferenças entre os dois grupos. Não se registaram diferenças no exame das camadas lacrimais (teste de Schirmer 1, TBUT e coloração de Rosa Bengala) entre os dois grupos. Em ambos os grupos, houve uma diferença no exame da camada lacrimal (teste de Schirmer 1, TBUT e coloração de Rosa Bengala) no dia 1 após a terapia. Com base nos resultados deste estudo, sabe-se que o tampão punctal de colagénio proporciona uma melhoria nas queixas subjectivas dos doentes com SF de grau 2 e os resultados do exame da lágrima não mostraram qualquer diferença entre os dois grupos. Pode concluir-se que o tampão punctal de colagénio tem a mesma eficácia que o colírio de fluorometolona 0,1%. O tampão punctal de colagénio tem um efeito secundário mínimo em comparação com os esteróides, pelo que pode ser utilizado como terapia suplementar de curta duração da SF para os doentes que ainda têm queixas após a administração de gotas de lágrimas artificiais.

Limitações da investigação

Existem várias limitações neste estudo, incluindo (1) a utilização de um tampão punctal de colagénio, com 2 mm de diâmetro, em todos os doentes, enquanto o tamanho do púlpito lacrimal varia entre indivíduos. Em pacientes com um pungtum maior ou menor, isso pode levar a um viés nos resultados do estudo. (2) Factores ambientais não evitáveis que podem afetar a produção de lágrimas e a evaporação da superfície ocular. (3) Conformidade medicamentosa relacionada com a administração ocular de lágrimas artificiais seis vezes por dia e colírio de fluorometolona 0,1% duas vezes por dia.

REFERÊNCIAS

1 . Subcomité do Workshop Internacional de Olho Seco. A Definição e Classificação da Doença do Olho Seco Workshop DEWS Ocul Surf 2007; 5: 75-97.

2 . Lee AJ, Lee J, Saw SM, et al. (2002). Prevalência e factores de risco associados aos sintomas de olho seco: um estudo de base populacional na Indonésia. Br J Ophthalmol; 86:1347-1351.

3 . Registo médico do Departamento de Oftalmologia do Hospital Geral Dr. Soetomo de Surabaya

4 . Ervin AM, Wojciechowski R, Schein O. Punctal oclusion for dry eye syndrome. (2010) Cochrane Database of Systematic Reviews, Edição 9. Art. No.: CD006775. DOI: 10.1002/14651858.CD006775.pub2

5 . Plugfelder S C et al: Antiinflammatory Therapy for The Dry Eye. AM J Ophthalmol 2003; 137: 337-342.

6 . King-Smith PK,[1] Reuter KS,[1] Braun RJ,[2] Nichols JJ, e Nichols KK. Tear Film Breakup and Structure Studied by Simultaneous Video Recording of Fluorescence and Tear Film Lipid Layer Images. vest Ophthalmol Vis Sci. 2013 Jul; 54(7): 4900-4909. Publicado online em 2013 Jul

22. doi: 10.1167/iovs.13-11878

7 . King-SmithPE[1] Kathleen S. Reuter,[1] Richard J. Braun,[2] Jason J.

Nichols,[3] e Kelly K. Nichols[3] . Estrutura e rutura da película lacrimal estudadas por registo vídeo simultâneo de imagens de fluorescência e da camada lipídica da película lacrimal. vest Ophthalmol Vis Sci. 2013 Jul; 54(7): 4900-4909. Publicado online em 22 de julho de 2013. doi: 10.1167/iovs.13-11878

8 . MA Lemp (2008). Avanços na compreensão e gestão da doença do olho seco. American journal of ophthalmology, setembro;146:3:350- 356.e1.

9 . Plugfelder SCet al: The Diagnosis and Management of Dry Eye 25 years Review. Cornea 2000;19: 644-699.

10 Elmer Y. Tu et al: Olho seco. Yanoff e Duker Ophthalmology 3rd edition. Mosby Elsevier Publishers 2009; 3: 324-329.

11 .Baudouin C, Aragona P,[2] Messmer EM,[3] Tomlinson A,[4] Calonge M,[5] Boboridis KG,[6] YAkova YA,[7] GerdGeerling,[8] MarcLabetoulle,[9] Rolando M[10] . Role of Hyperosmolarity in the Pathogenesis and Management of Dry Eye Disease: Actas da Reunião do Grupo *OCEAN*. A superfície ocular. Oct 2013.Vol 11;4;:246-258.https://doi.org/10.1016/j.jtos.2013.07.003Get direitos e conteúdo

12 .J. Farrell, S. Patel, D. G. Grierson, R. D. Sturrock. (2003). Um procedimento clínico para prever o valor da terapia de oclusão temporária na ceratoconjuntivite seca. OPO vol 23; issue 1;14January.https://doi.org/10.1046/j.1475- 1313.2003.00081.x

13 Patel S, Farrell J, Blades KJ, Grierson DJ. O valor de um fio impregnado de vermelho de fenol para diferenciar entre olho seco deficiente aquoso e não aquoso. *Ophthalmic Physiol Opt* 1998;18(6):471-6.

14 . Kaercher T,[1] Thelen U,[2] Brief G,[3] Morgan-Warren RJ,[4] e Leaback R. Um estudo prospetivo, multicêntrico e não intervencionista de Optive Plus® no tratamento de doentes com olho seco: o estudo prolipid. Clin Ophthalmol. 2014; 8: 1147-1155. Publicado online em 17 de junho de 2014. doi: 10.2147/OPTH.S58464

15 Yokoi N, Komuro A: (2004a) Non-invasive methods of assessing the tear film. *Exp Eye Res* 78: 399-407.

16 Yokoi N, Bron AJ, Tiffany JM, Maruyama K, Komuro A, Kinoshita S. (2004b). Relação entre o volume lacrimal e a curvatura do menisco lacrimal. *Arch Ophthalmol* 122: 1265-1269

17 Hessen M, e Akpek EK. Olho seco: uma doença inflamatória ocular. J Ophthalmic Vis Res. 2014 Abr; 9(2): 240-250

18 . Doughty MJ. Fluorescein-tear breakup time as an assessment of efficacy of tear replacement therapy in dry eye patients: a systematic review and metaanalysis. Ocul Surf. 2014; 12:100-111.

19 .Vivino FB, Al-Hashimi I, Khan Z, et al. Pilocarpine tablets for the treatment of dry mouth and dry eye symptoms in patients with Sjogren syndrome: a randomized, placebo-controlled, fixed-dose, multicenter trial. Grupo de estudo P92-01. *Arch Intern Med* 1999;159:174-81.

20 Savini G,[1] Prabhawasat P,[2] Kojima T,[3] Grueterich M,[4] Espana E,[5] e Goto E[6] . The challenge of dry eye diagnosis. Clin Ophthalmol. 2008 Mar; 2(1): 3155.

21 N Tsifetaki, G Kitsos, C A Paschides, Y Alamanos, V Eftaxias, P V Voulgari, K Psilas, A A Drosos. (2003). Pilocarpina oral para o tratamento de sintomas

oculares em pacientes com síndrome de Sjo'gren: um estudo aleatório de 12 semanas.

22 Schaumberg DA et al: Hormone Replacement Therapy and Dry eye Syndrome (Terapia de substituição hormonal e síndrome do olho seco). JAMA 2011; 286: 2114-19.

23 Marsh P, Pflugfelder SC. Terapia tópica com metilprednisolona não conservada para a ceratoconjuntivite seca na síndrome de Sjogren. Ophthalmology. 1999; 106:811-816.

24 Jutta Horwarth-Winter et al: Long Term Retention Rates and Complications of Silicone punctal Plugs in Dry Eye (Taxas de retenção a longo prazo e complicações dos tampões punctais de silicone no olho seco). AM J Ophthalmol 2007; 144: 441-447.

25 Rana Altan-Yaycioglu et al: Tampões de silicone versus tampões de colagénio para o tratamento do olho seco. AM J Ophthalmol 2005; 140: 88-93.

26 Jehangir N, Bever G, S. Mahmood,[3] e Moshirfar M. Revisão exaustiva da literatura sobre tampões punctais existentes para a gestão da doença do olho seco. J Ophthalmol. 2016; 2016: 9312340. Publicado online em 7 de março de 2016. doi: 10.1155/2016/9312340

27 .Chen SP,[1] Massaro-Giordano G,[1] Pistilli M,[1] Courtney A. Schreiber, e Vatinee Y. Bunya. Tear Osmolarity and Dry Eye Symptoms in Women Using Oral Contraception and Contact Lenses. Cornea. 2013 Apr; 32(4): 423-428. doi: 10.1097/ICO.0b013e3182662390

28 .Debra et al: Prevalence of Dry Eye Syndrome Among US Women (Prevalência da Síndrome do Olho Seco entre as Mulheres dos EUA). Am J Ophthalmol 2003; 136: 318-326.

29 . Nava-Castaneda 2003. Nava-Castaneda A, Tovilla-Canales JL, Rodriguez L, Tovilla Y, Pomar JL, Jones CE. Efeitos da oclusão lacrimal com tampões de colagénio e silicone em pacientes com conjuntivite associada a olho seco. Cornea. 2003;22(1):10-4. [PubMed].

30 Dursun D, Gencoglu EA, Akova YA. Medições da depuração lacrimal em pacientes com síndrome do olho seco usando cintilografia lacrimal qualitativa. Artigo (PDF disponível) *em* Anais de Medicina Nuclear 19 (7): 581-7 · novembro. DOI: 10.1007/BF02985051

31 Yang C, Sun W, e Gu Y. Um estudo clínico da eficácia dos corticosteróides tópicos no olho seco. J Zhejiang Univ Sci B. 2006 Aug; 7(8): 675678.

Publicado on-line em 14 de julho de 2006. doi: 10.1631/jzus.2006.B0675

32 . Altan-Yaycioglu 2005. Altan-Yaycioglu R, Gencoglu EA, Akova YA, Dursun D, Cengiz F, Akman A. Silicone versus tampões de colagénio para o tratamento do olho seco: resultados de um ensaio prospetivo aleatório incluindo cintigrafia lacrimal. American Journal of Ophthalmology. 2005;140(1):88-93. [PubMed]

33 Chih-Sheng Chen, Hui-Man Cheng, Hsuan-Ju Chen, Shin-Yi Tsai, Chia-Hung Kao, Hui-Ju Lin, Lei Wan e Tse-Yen Yang. Dry eye syndrome and the subsequent risk of chronic fatigue syndrome um estudo prospetivo de base populacional em Taiwan. Oncotarget. 2018;9:3069430703.

https://doi.org/10.18632/oncotarget.25544.

34 Chen F[1] , Wang J, Chen W, Shen M, Xu S, Lu F. Oclusão punctal superior versus oclusão punctal inferior no olho seco. Invest Ophthalmol Vis Sci. 2010 Nov;51(11):5571-7. doi: 10.1167/iovs.09-5097. Epub 2010 May 12.

35 Hirotani Y, Yokoi N, Tsuzuki H, Kinoshita S. Comparação da coloração de rosa bengala da córnea e conjuntiva antes e depois da oclusão punctal]. Artigo *em* Nippon Ganka Gakkai zasshi107(11):719-23 · dezembro 2003.

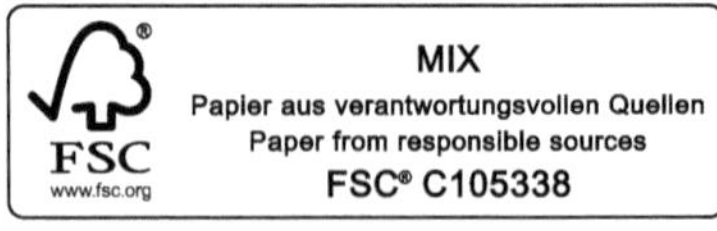

Printed by Books on Demand GmbH, Norderstedt / Germany